DE LA MORTALITÉ

DES

NOUVEAU-NÉS

PAR

LE D' RÉZARD DE WOUVES

MÉDAILLE D'HONNEUR

RÉCOMPENSE POUR BELLES ACTIONS

DEUXIÈME PARTIE

DES NOURRICES

PARIS

A. DELAHAYE, LIBRAIRE-ÉDITEUR

23, PLACE DE L'ÉCOLE-DE-MÉDECINE

—

1870

DE LA MORTALITÉ

DES

NOUVEAU-NÉS

PAR

LE Dʳ RÉZARD DE WOUVES

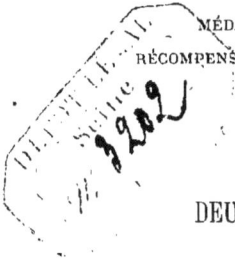

MÉDAILLE D'HONNEUR

RÉCOMPENSE POUR BELLES ACTIONS

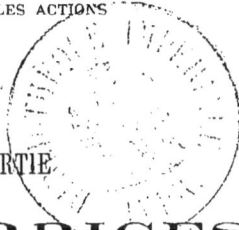

DEUXIÈME PARTIE

DES NOURRICES

PARIS

A. DELAHAYE, LIBRAIRE-ÉDITEUR

23, PLACE DE L'ÉCOLE-DE-MÉDECINE

1870

OUVRAGE DE L'AUTEUR

———

DU CHOLÉRA

SIGNE CERTAIN POUR LE RECONNAITRE — SA NON MONTAGION

SA GUÉRISON

Paris, 1868. — 1 volume in-8º de 369 pages.

DE LA MORTALITÉ

DES NOUVEAU-NÉS

DEUXIÈME PARTIE

DES NOURRICES

Jusqu'à présent la question des nourrices a été envisagée sous un seul point de vue, embrassant en thèse générale les *nourrices*, l'*élevage* et la *mortalité*.

Je ne saurais partager cette manière d'étudier cette grande et importante question humanitaire, qui est vitale pour toutes les nations.

Je la divise en trois parties très-distinctes, qui se rattachent néanmoins l'une à l'autre d'une manière si intime, qu'il n'y a que leur étude séparée qui puisse leur donner une solidarité indispensable pour arriver à la solution du problème cherché : « la diminution de la mortalité des nouveau-nés ».

Dans un premier travail, j'ai cherché non-seulement les causes de la mortalité, mais aussi celles de l'abandon des nouveau-nés, et ai indiqué les moyens que je crois nécessaires pour les restreindre.

C'est la première partie.

Si l'on désire arriver à une solution utile et pratique, je pense que c'est par là que l'on doit débuter. Ce sont en quelque sorte les assises fondamentales sur lesquelles doit reposer l'espoir d'une réussite. Sans elles, les meilleures intentions, les projets les mieux combinés échoueront, parce qu'ils manqueront tous par le point de départ.

Ce premier point étant admis : règlement pour les nouveau-nés, et étant légalement appliqué, simplifiera notre œuvre.

Il nous mettra en présence non plus d'un enfant faible, débile, venant de naître, et dont nous avons à protéger l'existence, quoique compromise déjà dès la naissance, mais bien d'un enfant âgé d'un mois, ayant par conséquent traversé la période la plus meurtrière du jeune âge, et auquel nous avons à donner une nourrice pour continuer l'œuvre de la mère.

C'est ce second point que je vais aborder : *Des nourrices.* Je m'occuperai plus tard de la troisième partie : *De l'élevage.*

L'idée qui préoccupe les esprits et les absorbe tous, c'est de se procurer de bonnes nourrices.

Mais alors même qu'on les trouverait, à qui serviraient-elles ?

Le nouveau-né peut-il en profiter au moment de sa naissance ? Ces nourrices, qui sont bonnes pour un âge plus avancé, ont-elles pour lui, qui vient de naître, les qualités que la nature donne à la mère ? Non, mille fois non, de par l'hygiène et la physiologie.

Admettons-le un instant. Mais lorsque cet enfant est arrivé au terme du voyage qu'il a à effectuer pour aller trouver sa nourrice, n'est-il pas, comme je l'ai démontré, dans les plus mauvaises conditions pour vivre ? N'a-t-il pas déjà pâti ?

S'il importe, en effet, d'avoir de bonnes nourrices, il importe par-dessus tout, pour les utiliser, de leur remettre l'enfant dans des conditions de viabilité, parce que, sans elles, nul ne saurait leur demander, malgré leurs qualités comme nourrices, de rappeler à la vie des enfants qui ont déjà trop souffert dès les premiers jours de leur naissance et dont l'existence se trouve compromise.

Ce but que l'on cherche à atteindre, par de bonnes nourrices, ce *desideratum* est-il réalisable, tel qu'il est espéré? Je ne le pense pas, pour ne pas dire qu'il est impossible.

Ce qui le prouve, ce sont les enfants qui sont confiés aux nourrices de province et même de la banlieue, par des parents qui ont les moyens de payer 30 et 40 francs par mois, sans compter les demandes exigeantes dont ils sont accablés pour le sucre, le savon, etc. Ces enfants sont-ils bien soignés? Dans quel état la plupart d'entre eux sont-ils rendus aux parents? Combien n'en meurt-il pas par manque de soins?

Par la dépense faite, il semble qu'ils doivent se trouver dans des conditions ne laissant rien à désirer, et pourtant combien n'en meurt-il pas par la négligence et l'incurie de ces nourrices réputées bonnes?

L'Assistance publique peut-elle avoir de ces bonnes nourrices, et en nombre suffisant, pour leur confier les nouveau-nés assistés? C'est impossible, pour deux raisons capitales : la dépense d'abord ; et en admettant qu'elle acceptât de faire ce sacrifice, resterait la seconde, qui est l'impossibilité de les trouver. Il est à présumer, en effet, qu'elle aurait déjà tenté d'atteindre ce but, pour arrêter ou diminuer l'effrayante mortalité qui décime ces nouvelles générations.

Ce qui prouve que cette mesure ne donnerait pas encore la solution du problème, c'est que les enfants des parents qui peuvent subvenir à cette dépense se trouvent dans des conditions à peu près identiques.

Et le fait de donner des nouveau-nés assistés à des nourrices dites *sèches* prouve d'une manière irréfutable ou que l'Administration ne peut avoir des nourrices, ou qu'elle ne fait aucun cas et n'a nul souci de ces malheureux enfants assistés, et que par cette mesure, comme l'a dit avec une grande justesse d'esprit et d'élévation de sentiment un membre du Sénat, *ils sont voués à un assassinat légal*, et la voix du peuple a consacré le fait en nommant ces nourrices « des faiseuses d'anges ».

Tout ne serait donc pas encore dit lorsque l'on aurait cette bonne nourrice, puisque nous voyons que les résultats ne sont pas satisfaisants.

— Que manque-t-il donc pour réussir ?

Ce qui manque, c'est la surveillance des nourrices, les soins bien entendus pour l'enfant et les soins médicaux donnés en temps opportun.

Il faudra d'abord que la nourrice sache ou apprenne, si elle est à son premier enfant, ce que c'est que de soigner un enfant et qu'elle soit persuadée qu'elle ne pourra se soustraire à une surveillance active ; en outre, que les soins médicaux puissent être donnés à l'enfant dès la plus légère indisposition.

Peut-on obtenir ces conditions quand l'enfant est envoyé au loin, au fond des provinces ? Non, c'est demander l'impossible. Et malgré toutes les mesures qui seraient prises soit par des médecins inspecteurs, soit par le contrôle des autorités locales, l'on n'y arrivera pas.

Si j'ai démontré l'impossibilité d'obtenir un résultat par les moyens proposés ou mis en exécution, je vais exposer la mesure qui me semble devoir résoudre le problème de la mortalité des nouveau-nés. Elle permettra d'espérer conserver à la vie ces malheureux enfants qui, comme les éphémères, ont aujourd'hui une existence si courte.

Mais il convient auparavant de rappeler, à l'esprit de tous, que l'effrayante mortalité des nouveau-nés n'existe pas seulement sur les enfants assistés. Si la moyenne proportionnelle est plus forte parmi eux, il ne faut pas oublier que le chiffre entier des décès des nouveau-nés légitimes, ou enfants naturels reconnus, ou enfants illégitimes, conservés par les mères, est des plus effrayants.

C'est donc là d'où proviennent les causes de la diminution de la population en France, et non pas seulement de la mortalité des enfants assistés.

Tous nos efforts doivent donc tendre à restreindre cette mortalité : d'abord chez ces pauvres enfants assistés, qui n'ont aucun protecteur naturel efficace ; et ensuite chez les autres enfants, en les protégeant contre le manque d'expérience des parents pour savoir les élever, ou leur impuissance à les surveiller lorsqu'ils sont loin d'eux, et par-dessus tout, les protéger efficacement contre les nourrices.

La mesure que je propose tend à réunir tout ce qui est à désirer, à savoir : bonnes nourrices ; lait du même âge que l'enfant ; soins bien entendus ; soins médicaux ; surveillance incessante et maternelle (et pourtant ce ne seront pas des mères qui en auront la mission) ; et, avantage important, réalisation de bénéfices.

Je vais développer mon plan.

Fonder un établissement qui sera appelé *Maison de l'Enfance*.

Il sera dirigé par des Sœurs de charité, qui seules peuvent, par leur dévouement bien connu, entourer de soins maternels ces malheureux enfants assistés.

La Maison de l'Enfance aura une double destination, et par conséquent deux divisions.

La première division sera consacrée à recevoir :

1° Tous les enfants assistés ;

2° Les filles mères avec leur enfant.

La deuxième division sera destinée à recevoir les enfants légitimes ou naturels reconnus que les parents envoient en nourrice.

La Maison de l'Enfance aura également pour but :

1° De recevoir des jeunes filles pour leur apprendre à soigner et à élever les petits enfants dès leur naissance ;

2° De fournir des nourrices aux familles.

I. — Recevoir les enfants assistés.

Par cette mesure, l'administration de l'Assistance publique n'enverrait plus aucun enfant en nourrice, la Maison de l'Enfance les recevrait tous.

II. — Les filles mères avec leur enfant.

Celles qui consentent à élever leur enfant et à se charger d'un nourrisson seraient admises dans la Maison et auraient en outre, la deuxième, troisième et quatrième année, à s'occuper de trois enfants d'âges différents.

III. — Recevoir en nourrice les enfants légitimes ou naturels reconnus.

La Maison de l'Enfance se substituerait aux nourrices, et recevrait les enfants que les parents ne peuvent élever eux-mêmes ou par une nourrice à domicile.

Cette mesure serait d'un avantage immense pour les familles et pour l'établissement : pour les familles, parce qu'il leur offrirait des garanties pour les soins à donner à l'enfant; pour l'établissement, par les bénéfices qu'il aurait dans les rétributions qui seraient payées comme mois de nourrice par les parents, lesquelles seraient proportionnées à la position des familles. Bénéfices qui viendraient au secours des dépenses de la Maison.

Chaque famille qui placerait un enfant choisirait parmi les filles mères celle qui lui conviendrait. Celle-ci serait alors consacrée à l'enfant et pourrait conserver également le sien, qu'elle élèverait au biberon.

Sur le mois de nourrice payé par les familles, une part reviendrait à la fille mère, de telle sorte qu'elle se trouverait indemnisée de ses peines, d'autant plus que le secours qui lui serait fourni par l'Assistance publique retournerait à l'établissement.

La famille devra acquitter en outre, comme prime, une somme égale à un mois de nourrice.

Au cas où l'enfant viendrait à mourir ou serait retiré par les parents, la nourrice rentrerait dans la division des filles mères allaitant leur enfant, et serait employée comme elle l'était avant, avec les mêmes avantages.

IV. — Apprentissage des jeunes filles pour placer dans les familles.

La Maison de l'Enfance recevrait des jeunes filles de diverses conditions et éducation, qui viendraient apprendre à soigner les enfants dès leur premier âge, afin que les jeunes mères de famille, comme les autres, qui allaitent leur enfant, puissent trouver en elles non plus une domestique, mais bien une personne entendue, expérimentée, sur laquelle elles puissent compter pour les soins de chaque instant qu'il faut donner à l'enfant.

Selon la position de ces jeunes filles, elles payeraient une somme de..... pour leur apprentissage et leur nourriture. Si elles ne le pouvaient à leur entrée, aussitôt qu'elles seraient placées elles s'acquitteraient de cette dette.

La durée de l'apprentissage sera de trois ou quatre mois. Un certificat constatant leur aptitude leur sera donné soit à leur sortie, soit au moment de leur placement.

Les familles devront payer à la Maison une prime qui ne

pourra être moindre de 50 francs, pour la personne qui leur sera donnée. Cette prime variera selon la position des familles et celle de la jeune fille.

V. — Fournir des nourrices aux familles.

A un moment donné, la Maison de l'Enfance pourra être en mesure de fournir des nourrices aux familles qui en auraient besoin. Ce ne sera néanmoins qu'autant qu'elle en aura une quantité suffisante pour subvenir à l'élevage de ses enfants.

La fille mère qui serait choisie pour aller dans une famille laissera son enfant dans l'établissement et payera pour sa pension mensuelle la moitié des gages qu'elle touchera. Elle cessera d'avoir droit au secours, à la prime et au mois de nourrice qui lui revenaient pour avoir gardé son enfant et avoir pris un nourrisson.

La famille devra payer à la Maison une prime égale à un mois des gages qu'elle donnera à la nourrice. Cette prime sera en dehors de ses gages.

Comme règle générale, il faudra le plus possible donner au nouveau-né, alors âgé d'un mois, une nourrice ayant un enfant du même âge.

La Maison de l'Enfance ainsi fondée verra accourir, des campagnes, les femmes mariées qui voudront se placer comme nourrices. Elle pourra les utiliser jusqu'au moment de leur placement. Elles devront une indemnité à la Maison aussitôt qu'elle les aura placées.

Si elles veulent y laisser leur enfant, elles payeront la moitié de leur gages, comme les filles mères.

Les familles payeront toujours la prime pour la nourrice qui leur est fournie.

Toute fille mère à la fin de son allaitement aura la faculté de laisser son enfant dans l'établissement, moyennant une rétribution mensuelle de 15 à 20 francs qu'elle aurait à payer.

Si elle désirait y rester pour continuer ses soins aux autres enfants plus âgés, elle serait rétribuée par des gages proportionnés aux services qu'elle pourrait rendre. La pension pour son enfant viendrait en déduction.

Il est expressément entendu que « toute fille mère qui voudrait quitter la Maison le pourrait immédiatement, alors même qu'elle ne voudrait plus s'occuper de son enfant, qui serait considéré comme enfant assisté. »

La même faculté existera pour la Maison de renvoyer les personnes qu'elle ne pourrait garder par des motifs valables, que seule elle apprécierait.

La Maison de l'Enfance aura un avantage immense sous le rapport :

1° De la moralité pour les filles mères ;

2° De la sécurité et de l'économie pour les familles ;

3° Sous le rapport de l'hygiène pour les nouveau-nés.

I. — Comme moralité.

En conservant la mère à son enfant, elle s'attachera à lui, comprendra ses devoirs et évitera *peut-être* de se créer une nouvelle obligation. Qui sait, en outre, si sa conduite ne lui ramènera pas le père de l'enfant ?

II. — Sécurité et économie pour les familles.

Les Maisons de l'Enfance, par leur proximité des grandes villes, permettront aux familles de venir voir leur enfant sans les entraîner à de grandes dépenses comme frais de voyage. Elles seront toutes persuadées que les soins les plus dévoués seront donnés à leur enfant, et que la surveillance maternelle de la religieuse remplacera plus efficacement la leur ; ce qu'elles ne peuvent espérer quand l'enfant est envoyé en nourrice.

III. — Sous le rapport de l'hygiène.

Ces Maisons réuniront toutes les conditions de l'hygiène : alimentation saine appropriée à l'âge, soins entendus, propreté, surveillance constante et soins médicaux journaliers.

Il me reste maintenant à exposer les avantages qui en résulteront pour les filles mères et pour la Maison de l'Enfance.

Avantages pour les filles mères.

La fille mère qui aujourd'hui a le louable sentiment de conserver son enfant et l'envoie en nourrice, se place afin de pouvoir par son salaire payer les mois de nourrice.

Ainsi tout ce qu'elle gagne est destiné à l'entretien de l'enfant et à satisfaire aux exigences des nourrices. Que lui reste-t-il à la fin de l'année ? Rien, ou peu s'en faut.

Voyons maintenant la position d'une fille mère qui, ayant conservé son enfant, entrera dans notre Maison de l'Enfance.

Je vais l'établir sous trois états différents :

1° Fille mère consacrée à son enfant et à un nourrisson ;

2° Fille mère chargée d'un enfant en nourrice, tout en conservant le sien ;

3° Fille mère placée dans une famille comme nourrice.

I. — Dans le *premier cas*, elle reçoit :

1° Le secours que lui accorde l'administration pour avoir consenti à nourrir son enfant, ci. x

2° La prime d'égale valeur pour s'être chargée d'un nourrisson assisté, ci. x

3° L'indemnité que l'administration donne pour les mois de nourrice de l'enfant assisté qu'elle place, ci. x

Total. . . . . $3\ x$

Cette fille mère étant dans la Maison donnera ses soins, la première année, à ces deux nourrissons, au moyen du sein et du biberon.

La seconde, la troisième et la quatrième année, chaque mère donnera en outre ses soins à d'autres enfants, d'un, de deux et de trois ans.

Comme elle est défrayée de toutes ses dépenses, la Maison, sur ses $3\,x$ de secours, prime et mois de nourrice, retiendra $2\,x$ pour y subvenir.

Ainsi cette mère qui aurait gagné 30 ou 35 francs en se plaçant et se trouverait n'avoir rien à la fin de l'année par suite du payement des mois de nourrice, entrant dans la Maison de l'Enfance, se trouverait à la fin de l'année avec un avoir de $12\,x$, qui, à 15 francs, représenterait 180 francs. Cette somme représente celle que l'Assistance publique paye, la première année, pour l'enfant qu'elle place. (Rapport officiel, Enfants assistés, 1868.)

II. — Dans le *second cas :*

La fille mère employée comme nourrice pour un enfant confié à la Maison de l'Enfance avait droit comme la première à $3\,x$ par mois.

Cette somme ne lui reviendrait plus et fait retour à la masse de la Maison, puisqu'elle gagne la moitié du mois de nourrice, soit 20 francs au moins, à raison de 40 francs pour le mois. De cette manière, elle aurait à la fin de l'année une somme de 240 francs.

III. — Dans le *troisième cas :*

La fille mère placée comme nourrice dans une famille laissera, si elle le veut, son enfant dans la Maison. Comme elle gagnera de 50 à 60 francs par mois, elle aura à payer pour les soins de son enfant une somme proportionnée à la moitié de ses gages, soit de 25 à 30 francs.

Il lui resterait à la fin de l'année de 300 à 360 francs.

Aurait-elle cette somme en envoyant son enfant en nourrice ?

Ainsi, dans chacune des trois positions où pourra se trouver la fille mère, elle aura un pécule à la fin de l'année variant de **180**, **240** ou **360** francs.

Tandis que hors de la Maison, ayant conservé son enfant et s'étant placée, elle n'aurait rien eu. Si elle l'eût abandonné, aurait-elle cette somme à la fin de l'année comme économie sur ses gages ? Et sa conduite pendant cette année aurait-elle été modifiée ?

Telle sera la position de la fille mère entrant dans la Maison de l'Enfance. Il importe maintenant d'établir les avantages que la Maison doit avoir.

Avantages pour la Maison de l'Enfance.

Dans le *premier cas :*

Fille mère chargée de son enfant et d'un nourrisson, auxquels elle donnera le sein et le biberon. La seconde, la troisième et la quatrième année, elle s'occupera également des enfants de ces différents âges.

La première année, cette nourrice représenterait pour la Maison, soit sur ce qui lui revient. . . . . . » $2\ x$

La deuxième et quatrième année il y aura à faire figurer les mois payés pour les enfants de ces âges (pour mémoire). . . . . » »

Dans le *second cas :*

Fille mère chargée d'un nourrisson de la ville et soignant son enfant.

Comme elle est défrayée de toutes ses dé-

A reporter. . . . » $2\ x$

Report. . .   »   2 x

penses, le secours, la prime et le mois de nourrice pour le nourrisson assisté qu'elle avait retournent à la masse, ci. » 3 x » »

La moitié des gages qu'elle reçoit, soit à 40 francs, ci. . . **20 fr.** » ». . »

Revient à la Maison pour ses dépenses et celles de son nourrisson. . . . . **20 fr. 3 x** 20 fr. 3 x

La Maison reçoit en plus une indemnité de la famille pour la nourrice fournie, soit en moyenne. . . . . **45 fr.** » »

Dans le *troisième cas :*

La fille mère est placée dans une famille comme nourrice et laisse son enfant à la Maison.

Elle aura à lui payer la moitié de ses gages, soit 30 francs pour le mois, ci. . . . . ·**30 fr.** » » » » »

Le secours, la prime et le mois de l'enfant dont elle s'était chargée retournent à la masse, ci. . . . . . . » 3 x » » » »

Avantages pour le troisième cas, ci . . . 30 fr. 3 x » » 30 fr. 3 x

La famille paye une indemnité qui ne peut être moindre de 50 fr. . **50 fr.** » »

A reporter. . . 95 fr. 50 fr. 8 x

Report. . .	95 fr.	50 fr.	8 x
Total : 1° Comme prime pour l'année.	95 fr.	»	»
2° Indemnités par les nourrices pour leurs deux enfants, ci. . . .	» »	50 fr.	»
3° Comme retour à la masse pour les trois positions, ci.	» »	»	8 x
Ainsi, dans le *premier cas*, deux nourrissons, à 2 x pour le mois, l'année 24 x, ci.	24 x	»	»
Dans le *second cas*, un nourrisson, à 3 x pour le mois, l'année 36 x, ci.	36 x	»	»
Plus la moitié des gages de la nourrice à 20 francs par mois, pour l'année 240 francs, ci.	»	240 fr.	
Dans le *troisième cas*, deux nourrissons à 3 x pour le mois, l'année 36 x, ci.	36 x	»	»
Plus la moitié des gages de la mère à 30 francs par mois, pour l'année 360 francs, ci.	»	360 fr.	
Plus les deux indemnités payées par les familles pour l'enfant et la nourrice, ci.	»	95 fr.	
Total pour l'année.	96 x	695 fr.	

Quatre-vingt-seize x et six cent quatre-vingt-quinze francs.

Les x représentent la valeur des mois de nourrice, prime et secours que l'administration payerait à la fille mère.

Il existe encore d'autres avantages qui doivent entrer en ligne de compte et que je laisserai pour *Mémoire*, à savoir :

1° Placement des jeunes filles après leur apprentissage, indemnité qui sera payée par les familles ;

2° Indemnité que les jeunes filles auront à payer pour leur apprentissage ;

3° Indemnité due par les familles pour les nourrices du dehors, qui viendraient dans la Maison de l'Enfance pour être placées.

J'ai calculé comme si l'Administration plaçait dans la Maison six nourrissons et trois filles mères, aux conditions que j'ai établies, et qu'elle recevait un enfant en nourrice et plaçait une fille mère comme nourrice.

En admettant que la Maison de l'Enfance ne fournisse aucune nourrice aux familles, ne reçoive aucun enfant en nourrice, chaque fille mère qu'elle recevrait, nourrissant son enfant et un nourrisson, représenterait à la fin de la première année une somme de $24\,x$, soit, à raison de 15 francs par mois, celle de 360 francs pour la Maison, et pour la fille mère un pécule de $12\,x$, soit 180 francs.

Si la Maison de l'Enfance n'avait que peu de pensionnaires, cette somme de 360 francs représentée par $24\,x$ ne serait pas suffisante pour subvenir à la dépense d'une mère et de ses deux nourrissons ; mais par le nombre d'enfants assistés ce serait différent, comme le prouve le rapport officiel de 1868, qui en fixe les admissions à 4 651.

Il faut considérer en outre que les dépenses hors de Paris sont bien moins élevées.

Pour les trois années suivantes, il n'en serait pas de même, attendu qu'à l'avoir de la Maison figureraient les

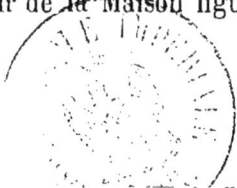

recettes à 12 francs par mois pour les enfants assistés de la deuxième année, et les autres à raison de 8 francs.

Les filles mères de première année s'occuperaient également de ces enfants, avec l'aide des apprenties. Resterait enfin à fixer le nombre dont elles pourraient chacune s'occuper.

En admettant que chaque fille mère, ayant deux nourrissons, le sien compris, s'occupât de trois autres nourrissons de deuxième, troisième et quatrième année, la Maison aurait pour subvenir à ses dépenses :

1° Par la fille mère et les deux nourrissons. . . . . 360 fr.

2° Par les trois enfants d'un, de deux, de trois ans, ceux d'un an à 12 francs, les autres à 8 francs (soit 28 francs par mois), ci. . . . . 536 fr.

Total pour l'année. . . . . 696 fr.

Il y aurait encore à faire figurer à l'avoir de la Maison de l'Enfance toutes les sommes que l'administration paye pour secours individuels, et surtout celle de 157 955 francs à laquelle s'est élevée la dépense pour frais de déplacement de nourrices, examen et visite de médecins pour 1868, comme le prouve le rapport officiel (Enfants assistés).

Sur la somme affectée à l'achat des layettes, etc., j'indiquerai au chapitre de l'*Élevage de l'enfant* l'économie qu'il y aurait à réaliser sur cette dépense.

De ce qui précède, nous voyons qu'une fois installée la Maison de l'Enfance ne pourrait se suffire, pendant les deux premières années, si elle n'était destinée qu'à la réception des enfants assistés. Il n'en serait plus de même la troisième et la quatrième année, parce qu'elle toucherait la somme payée pour les enfants d'un, de deux et de trois ans.

Je ne fais pas entrer en ligne de compte les ressources qui pourraient lui revenir par la suppression de tous les faux frais qui résultera de cette fondation et qui figurent au budget des dépenses de l'Assistance publique.

Si nous avons constaté que la Maison de l'Enfance ne pourrait pas se suffire pendant les deux premières années, étant uniquement destinée aux enfants assistés, il convient d'établir qu'il n'en serait pas de même si elle s'occupait, comme son nom l'indique, de recevoir les enfants en nourrice et de fournir des nourrices aux familles.

Les bénéfices qui en résulteraient suffiraient, comme je l'ai démontré, à subvenir aisément à ses dépenses.

Ainsi, en calculant par trois filles mères et six nourrissons, qui représentent 108 x à 15 francs,
soit. . . . . 1 620 fr.
Par les nourrices et les indemnités, ci. . 695 fr.
La Maison de l'Enfance aurait la somme de 2 315 francs, ci. . . . . 2 315 fr.
de revenus brut, sur laquelle il y aurait à déduire la dépense pour la nourriture des deux filles mères, la troisième étant placée, ainsi que celle des nourrissons.

Je ne fais point figurer le placement des nourrices venant du dehors et l'apprentissage des jeunes filles, ainsi que leur placement dans les familles.

Il y aurait les frais de fondation et d'installation, ainsi que les frais généraux, pour lesquels le gouvernement et la ville accorderaient une subvention.

Cette œuvre, pouvant se suffire dès la troisième année, n'aurait besoin de ce secours que pendant les deux premières années.

Quant aux frais de comptabilité, les employés existant déjà, il n'y aurait pas une nouvelle ou double dépense à faire.

Si la Commission pense que cette œuvre est impraticable, j'offre de prouver le contraire en la mettant en pratique.

Cet essai n'entraînerait pas à une grande dépense pour la ville. Le local est déjà tout prêt, et j'aime à croire que le conseil municipal ne refusera pas de me livrer, pendant une année, l'ancienne prison pour dettes, dite *de Clichy*, afin que je puisse mettre ce projet en exécution.

Je demanderais :

1° Des religieuses en nombre suffisant et en rapport à celui des filles mères et des enfants assistés qui pourront être admis ;

2° De faire face aux dépenses nécessaires.

Si la Commission pense que ce projet pour la fondation de l'œuvre dite *Maison de l'Enfance* puisse réussir, j'ai l'honneur de demander à le mettre en exécution.

Mes soins comme médecin et mes efforts comme homme seront entièrement consacrés à la réussite de cette grande œuvre philanthropique. L'ayant conçue, j'aurai tout honneur à la mener à bonne fin.

Il sera bien entendu que la Maison de l'Enfance ne dépendra pas de l'Assistance publique, qu'elle relèvera du ministère de l'intérieur ou de la ville, sans que les directeurs de l'Assistance publique puissent en avoir la direction ou s'en occuper.

Cette condition est vitale pour l'œuvre, parce que, si elle est placée sous la direction de l'Assistance publique, les parents et le public ne la considéreraient que comme un hospice d'enfants trouvés et n'y enverraient pas leurs enfants.

La Maison de l'Enfance aurait deux divisions bien distinctes, comme je l'ai dit :

1° Maison pour enfants assistés ;

2° Maison pour enfants reçus en nourrice.

La même maison ne pourra jamais recevoir les deux catégories d'enfants, parce qu'il y a des convenances sociales et de famille qui ne doivent pas être négligées.

Pour éviter l'encombrement, il y aura plusieurs maisons pour les grandes villes et elles seront affectées aux deux destinations.

Chaque maison pourra recevoir cent enfants assistés, ainsi répartis (sauf un plus grand nombre si on le juge convenable) :

1° Enfants naissants, avec les vingt mères. . .   40

2° Enfants de deuxième, troisième et quatrième année, à raison de vingt par année, en admettant que les vingt filles mères, à la fin de l'allaitement, retirassent chacune leur enfant, ci 60

Total. 100

La Maison de l'Enfance ne conservera les enfants assistés que jusqu'à l'âge de quatre ans révolus. Parvenus à cet âge, ils seront retirés pour faire place, la cinquième année, à la rentrée des quarante enfants naissants, qui compléteraient le nombre de cent par suite du retrait des vingt enfants conservés par les mères.

Je ne fais pas figurer les mortalités dans ce calcul.

Je n'attendrai pas la fin de mon travail sur l'*Elevage de l'enfant* pour dire, dès maintenant, que toute substitution d'enfant, volontaire ou involontaire, sera impossible.

Chaque enfant portera au cou une chaînette en or ou en argent pour les enfants placés en nourrice, et en acier pour les enfants assistés. Elle sera terminée par une petite plaque sur laquelle seront gravés le nom de l'enfant et son numéro matricule.

Cette chaînette, une fois rivée, devra être assez grande pour ne pas gêner le cou de l'enfant, sans pouvoir pour cela être enlevée.

Dans la partie de l'*Élevage de l'enfant*, je dirai ce que l'on pourra faire des enfants sortant à l'âge de quatre ans révolus de la Maison de l'Enfance.

Inutile d'ajouter qu'il y aura un règlement pour l'intérieur de la maison.

Il me reste à adresser une prière à Sa Majesté l'Impératrice, c'est de daigner prendre sous son haut et bienveillant patronage la Maison de l'Enfance, et qu'elle soit placée sous la direction de Mgr l'archevêque de Paris.

Dr REZARD DE WOUVES.

Paris, le 10 avril 1870.

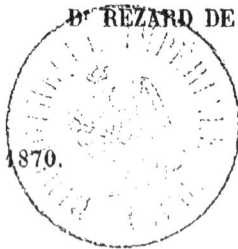

Paris. — Typographie A. Hennuyer, rue du Boulevard, 7.

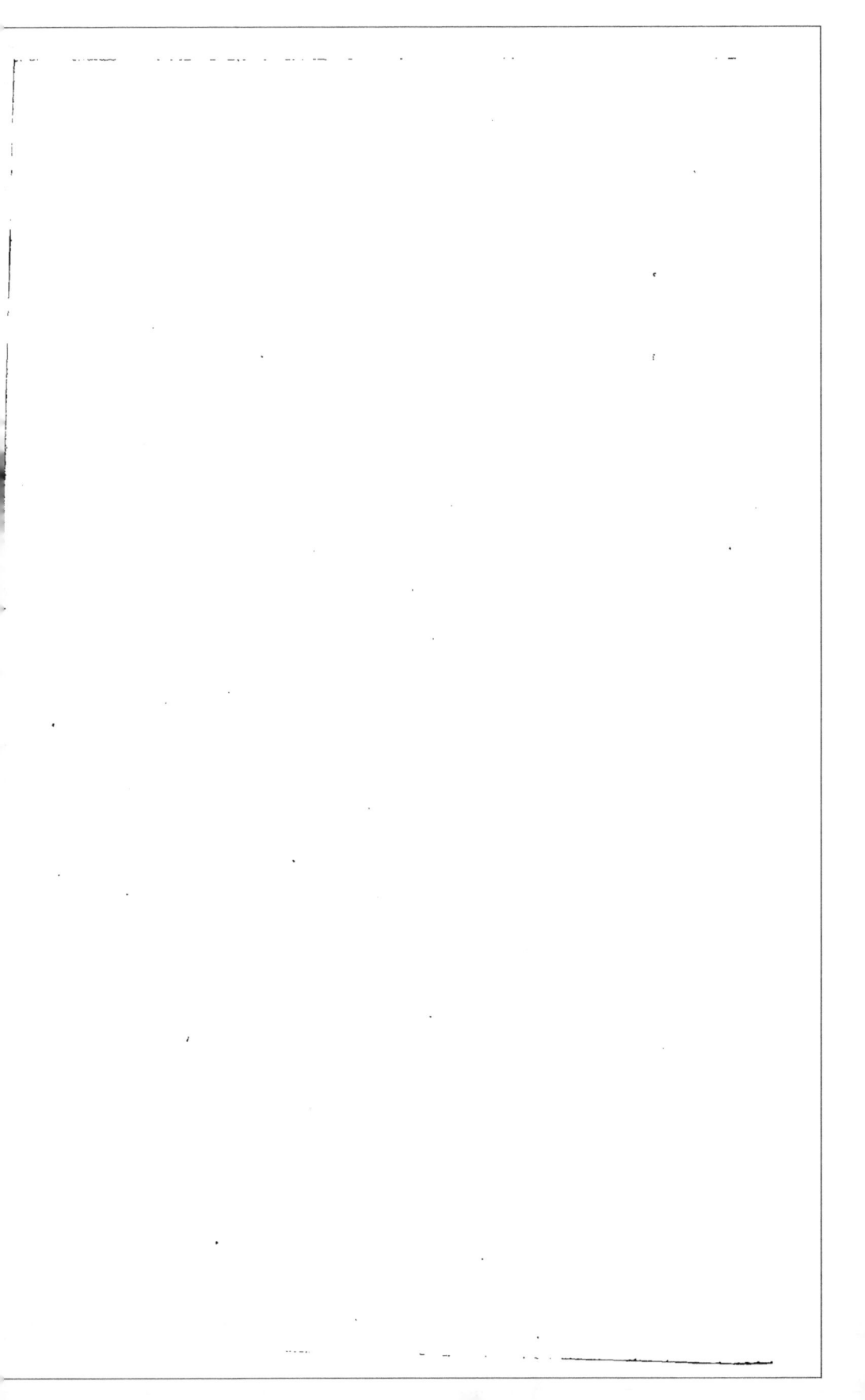

263

PARIS. — TYPOGRAPHIE A. HENNUYER, RUE DU BOULEVARD, 7.

www.ingramcontent.com/pod-product-compliance
Lightning Source LLC
Chambersburg PA
CBHW070146200326
41520CB00018B/5323